BEI GRIN MACHT SICH IHR WISSEN BEZAHLT

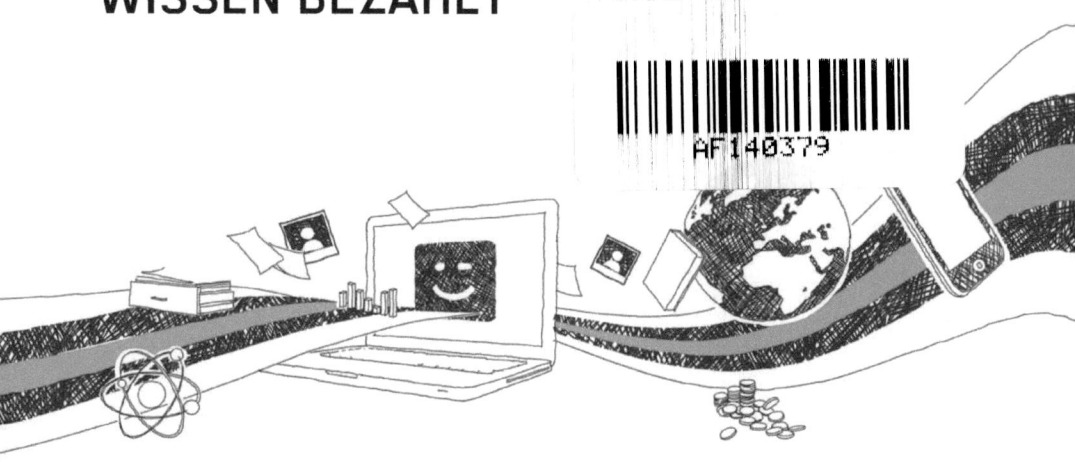

- Wir veröffentlichen Ihre Hausarbeit,
  Bachelor- und Masterarbeit

- Ihr eigenes eBook und Buch -
  weltweit in allen wichtigen Shops

- Verdienen Sie an jedem Verkauf

Jetzt bei www.GRIN.com hochladen
und kostenlos publizieren

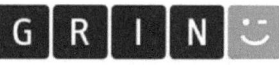

Bibliografische Information der Deutschen Nationalbibliothek:

Die Deutsche Bibliothek verzeichnet diese Publikation in der Deutschen National-bibliografie; detaillierte bibliografische Daten sind im Internet über http://dnb.d-nb.de/ abrufbar.

Impressum:

Copyright © 2018 GRIN Verlag
Druck und Bindung: Books on Demand GmbH, Norderstedt Germany
ISBN: 9783668729995

Dieses Buch bei GRIN:

https://www.grin.com/document/429375

Anna Eberle

Psychologie des Gesundheitsverhaltens

Selbstwirksamkeitserwartung, Literaturrecherche, Beratungsgespräch

GRIN Verlag

GRIN - Your knowledge has value

Der GRIN Verlag publiziert seit 1998 wissenschaftliche Arbeiten von Studenten, Hochschullehrern und anderen Akademikern als eBook und gedrucktes Buch. Die Verlagswebsite www.grin.com ist die ideale Plattform zur Veröffentlichung von Hausarbeiten, Abschlussarbeiten, wissenschaftlichen Aufsätzen, Dissertationen und Fachbüchern.

Besuchen Sie uns im Internet:

http://www.grin.com/

http://www.facebook.com/grincom

http://www.twitter.com/grin_com

Deutsche Hochschule für

Prävention und Gesundheitsmanagement

Hermann Neuberger Sportschule 3

66123 Saarbrücken

Einsendeaufgabe

Fachmodul: Psychologie des Gesundheitsverhaltens

Studiengang: Gesundheitsmanagement

Name, Vorname: Eberle, Anna

Studienort: **Stuttgart**

Semester: **WS 17**

Inhaltsverzeichnis

1 Selbstwirksamkeitserwartung

1.1 Definition von Selbstwirksamkeitserwartung

Die Selbstwirksamkeitserwartung oder auch Kompetenzerwartung wird bezeichnet als eine subjektive Überzeugung neue oder schwierige Lebensereignisse oder Anforderungen, mit Hilfe eigener Kompetenzen, bewältigen zu können (Schwarzer, 1998)

1.2 Spezifische Selbstwirksamkeit zum Thema gesunde Ernährung

1.2.1 Auswertung des Fragebogens

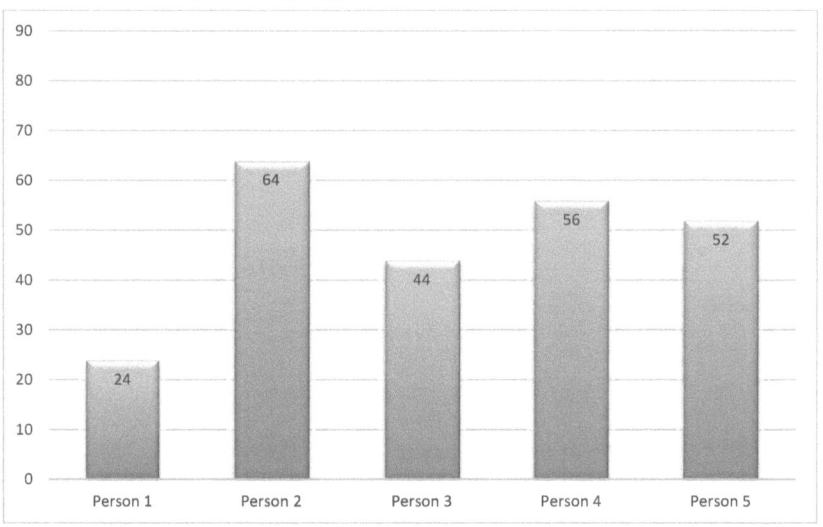

Abb.1: Auswertung des Fragebogens „spezifische Selbstwirksamkeit zur gesunden Ernährung" (eigene Darstellung)

1.2.2 Bewertung der Ergebnisse

Das oben abgebildete Diagramm stellt die Auswertung einer Skala vor, die zur Messung der spezifischen Selbstwirksamkeitserwartung zur gesunden Ernährung erstellt wurde. Erprobt wurde diese Skala an fünf zufälligen Personen aus privatem und beruflichen Umfeld im Alter zwischen 21-40. Die Skala beinhaltete 18 Items und konnte mit Hilfe von verschiedenen Antworten, die in fünf Stufen eingeteilt worden sind, beantwortet werden. Die Antwortmöglichkeiten reichten von „gar nicht sicher" (Score 1) bis hin zu

„ganz sicher" (Score 5). Durch das summieren aller 18 Antworten einer Person erzielte man den Gesamtwert, welcher bei mindestens 18 und maximal 90 liegen kann. Im Durchschnitt wurde ein Score von 48 erreicht. In dieser Umfrage erlangte Person 1 mit einem Score von 24 die niedrigste Ausprägung der Selbstwirksamkeitserwartung zum Thema gesunde Ernährung. Person 3 mit einem Wert von 44 liegt noch knapp unter dem Durchschnitt. Person 4 und 5 liegen mit einem Score zwischen 52 und 56 über dem Durschnitt. Person 2 erreicht mit einem Score von 64 den höchsten Wert, was eine Ausprägung in einem besonders guten Bereich aufweist. Je höher der Skalenwert der Probanden ist, desto besser ist die spezifische Selbstwirksamkeit zur gesunden Ernährung. Man kann aus der Auswertung schließen, dass die Personen, die im beruflichen Umfeld viel mit dem Thema gesunde Ernährung zu tun haben, eine höhere Selbstwirksamkeitserwartung aufweisen, wie die Testpersonen die weniger im beruflichen Alltag damit konfrontiert werden.

1.3 Wissenschaftliche Studie

Tab. 1: Vergleich zweier wissenschaftlichen Studien zum Thema „Selbstwirksamkeitserwartung."

	Dohnke et al. (2006)	**Schneider & Rief (2007)**
Fragestellung (en)	Man hat sich gefragt, ob die Ergebnis- und Selbstwirksamkeitserwartung von Patienten nach einer stationären orthopädischen Reha-Maßnahme nach Hüftgelenkersatz höher ist. Einfluss auf körperlichen Gesundheitszustand und emotionales Wohlbefinden.	Man hat sich zum einen gefragt, ob sich die Selbstwirksamkeitserwartung nach Verbesserungen in den Bereichen von Schmerzbewältigung verändert. Zum anderen welchen relativen Einfluss die einzelnen Bereiche auf die Selbstwirksamkeitserwartung haben.
Stichproben	durchgeführt in 13 orthopädischen Reha-Kliniken -1065 Patienten haben teilgenommen, davon 60% Frauen. Durchschnittsalter 64,58. - bei 92% war die Hauptdiagnose eine Hüftarthrose -Reha begann im Durchschnitt 21,56 Tage nach OP und dauerte im Mittel 22.64 Tage	-316 Patienten, Durchschnittsalter 47,9, 85,1% weiblich, im Schnitt 38,4 Tage stationäre Behandlung, erhielten im Mittel 2,6 Diagnosen im Entlassungsbericht. Zwei Messzeitpunkte. Patienten die zwischen April 2002 und Juli 2003 eine stationäre psychosomatische Reha erhielten und als Hauptdiagnose eine anhaltende so-

		matoforme Schmerzstörung aufwiesen. 319 Patienten hatten diese Kriterien. 316 nahmen bei Aufnahme an dem Fragebogen teil. 298 Patienten nahmen bei Entlassung teil. Rücklaufquote über beide Messzeitpunkte von 93,1%
Materialien/Test	-Fragebogen bei Reha-Beginn und sechs Monate nach Entlassung bezogen auf: Alter, Geschlecht, Schmerzen, eingeschränkte ADL-Funktion, Ergebnis- und Selbstwirksamkeitserwartungen, Depressivität, behandlungsbezogene Erfahrung sowie Arztangaben zum körperlichen Zustand -Belastungssituationen	Auswertung mit Hilfe eines Strukturgleichungsmodells. Patienten erhielten ein individuelles Therapieprogramm, Elemente des Programms waren Psychotherapie, Bewegungstherapie und Ergotherapie, sowie nach Bedarf Krankengymnastik, Massage, Sozialarbeit und Medikamente. Befragung bei Aufnahme, Abschluss und Entlassung
Untersuchungsdesign	-Ratingskalen, klinische Scores, Beschwerdeskalen, Depressionsskala, aktiver Beugungsgrad des operierten Hüftgelenks. Längsschnittstudie, Querschnittsanalyse	-Es handelt sich um eine Feldstudie. -Skalen nach Schmerzbewältigung, schmerzbedingter Beeinträchtigung, allgemeinpsychischer Beeinträchtigung, direkte Erfolgseinschätzung, Selbstwirksamkeit
Hauptergebnisse	Beide Erwartungstypen waren höher ausgeprägt, je besser der Gesundheitszustand war. Selbstwirksamkeitserwartung höher, je geringer die Depressivitätswerte. Ergebniserwartung umso positiver, je höher die Selbstwirksamkeitserwartung war.	Verbesserung der Schmerzbewältigungsstrategie, Reduktion der schmerzbedingten Beeinträchtigung, dies führt zur Steigerung der Selbstwirksamkeitserwartung.

1.3.1 Kritischer Vergleich beider Studien

Beide Studien handeln von den Auswirkungen der Selbstwirksamkeitserwartung aufgrund von Therapieergebnissen. Beide Studien basierten auf Untersuchungen durch

Fragebögen bei Beginn und Entlassung. Sowohl Studie 1.) wie auch Studie 2.) hatten ein positives Ergebnis mit der Steigung der Selbstwirksamkeitserwartung. In der ersten Studie war die Hauptdiagnose eine Hüftarthrose. Die Selbstwirksamkeitserwartung wurde positiver je besser die anderen Bereiche abschnitten. Je besser der Gesundheitszustand war, wurden die Ergebnisse positiv beeinflusst. Je geringer die Depressivitätswerte, desto positiver fiel die Selbstwirksamkeitserwartung aus. In der zweiten stieg die Selbstwirksamkeitserwartung durch die Verbesserung der Schmerzbewältigungsstrategien. Hier war die somatoforme Schmerzstörung die Hauptdiagnose. Die Studie 1.) wurde mit deutlich mehr Probanden wie Studie 2.) durchgeführt. Zusammenfassend lässt sich ableiten, dass das Schmerzempfinden einen Einfluss auf die Selbstwirksamkeitserwartung hat. Jedoch hätte man durch mehrere Studienteilnehmer ein erfolgreicheres Ergebnis der Studie erzielen können.

2 Literaturrecherche zum Thema Suchterkrankungen

2.1 Definition von Suchterkrankungen

Laut Bundesministerium für Gesundheit (2017) sind mit dem Begriff Sucht „nicht nur die Abhängigkeitserkrankungen gemeint, sondern die Gesamtheit von riskanten, missbräuchlichen und abhängigen Verhaltensweisen in Bezug auf Suchtmittel (legale wie illegale) sowie nichtstoffgebundene Verhaltensweisen (wie Glücksspiel und pathologischer Internetgebrauch)."

2.2 Theoretische Grundlagen

Die theoretische Grundlage der Suchtprävention basiert laut Hüttemann, Schmid & Rösch auf folgenden zwei zentralen Hypothesen: „Welche Faktoren sind für die Entstehung eines Problemverhaltens verantwortlich?" und „Mit welcher Intervention können diese Faktoren optimiert werden." Diese zwei Fragen stellen eine Verbindung zwischen Ätiologie- und Interventionstheorie her. Um das Präventionsprogramm mit dem Konsumverhalten zu verbinden sind die Risiko- und Schutzfaktoren der einzelnen Zielgruppen eine wichtige Voraussetzung. Risikofaktoren in diesem Fall wären zum Beispiel die leicht zu erhaltenden Substanzen oder mangelndes soziales Umfeld, diese erhöhen die Wahrscheinlichkeiten für Krankheiten. Schutzfaktoren wie eine stabile Bindung zur

Familie oder ein positives Schulklima senken diese wiederum. Stehen die Herausforderungen höher wie die Ressourcen besteht das Risiko ein Suchtproblem zu entwickeln.

2.3 Entstehung

Der Prozess einer Suchtentstehung gilt für die stoffgebundene Sucht gleichermaßen wie für die stoffungebundene Sucht. Durch die heutigen Standards der gesundheitlichen Versorgung, gelingt es einem Menschen auch nach einer jahrelangen Suchterkrankung ein Alter zu erreichen, welches früher undenkbar gewesen wäre (Wolter, D. K., 2014). Laut Liberto, J. G. & Oslin, D. W. (1995) sagt man, dass „je größer die Vorbelastung und je länger die Dauer einer Sucht, umso schwerer sind deren schädlichen Auswirkungen". Die Theorien lassen sich verschiedenen Faktoren zuordnen, doch keiner dieser deckt alle Aspekte ab. Die Faktoren lassen sich in biologische, psychologische und soziale unterscheiden und haben auf jeden Süchtigen verschiedenen Einfluss. Jedoch ist bis heute keine eindeutige Entstehungstheorie zu finden. Das bekannteste Modell ist die „Trias der Entstehungsursachen der Drogenabhängigkeit" von Blum & Sting (2003). Hier wird die Ursache von dem Individuum, der Substanz und der Umwelt umkreist.

2.4 Überblick über aktuelle Daten und Zahlen

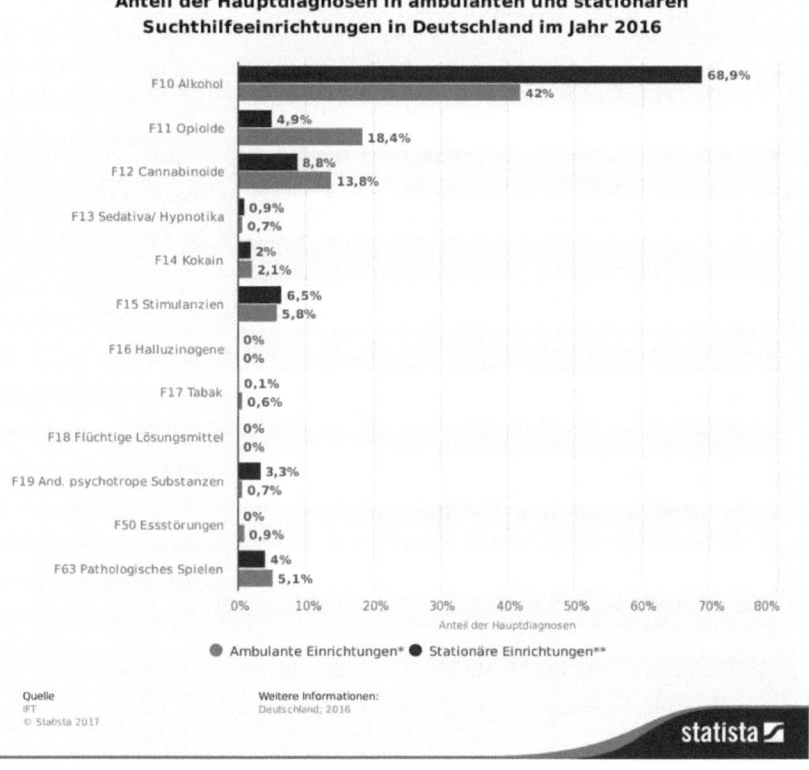

Abb. 2: Anteil der Hauptdiagnosen in ambulanten und stationären Suchthilfeeinrichtungen in Deutschland im Jahr 2016 (IFT, 2017)

Die Statistik zeigt den Anteil der Hauptdiagnosen in ambulanten und stationären Suchthilfeeinrichtungen in Deutschland. Im Jahr 2016 entfielen rund 42 % der Hauptdiagnosen in ambulanten Suchthilfeeinrichtungen auf alkoholbezogene Störungen. 68,9 % fielen auf die stationären Einrichtungen.

2.5 Präventions- und Interventionsprogramme zur Reduktion der Gesundheitsrisiken

Bei Suchterkrankungen sollten alle Formen und Settings zur Bearbeitung genutzt werden. Die Prävention basiert auf Information/Aufklärung der Folgen vom Konsumieren einer Substanz und der Suchterkrankung. Für Interventionen stehen viele Möglichkeiten

9

zur Verfügung. Angefangen bei ambulanter oder stationärer Behandlung, Psychotherapie, Einzel- und Gruppenbehandlungen aber auch paar- und familientherapeutische Interventionen (Kalapatapu, R.K, 2010).

2.6 Konsequenzen für eine gesundheitsorientierte Beratung

Die Begleitung von Suchtpatienten erfordert viel Zeit. Der Berater muss auf jeden Fall
viel Geduld mit sich bringen. Von großer Bedeutung hat am Anfang die Vertrauensge-
winnung, die Motive der Sucht rauszufinden und diese zu fördern. Ziele müssen sehr
motivierend formuliert werden. Nach der Zielformulierung denkt man darüber nach, wie
ein Leben ohne die Substanz oder das Suchtverhalten gestaltet werden kann (Geyer,
2012). Wie schon genannt ist die Motivation hier ein wichtiger Aspekt. Die Basis hier
ist aktives Zuhören, offene Fragen und das nicht-konfrontative Vorgehen. Der Patient
sollte sich nicht verteidigen müssen, es sollte gemeinsam an seinem Problem gearbeitet
werden.

3   Beratungsgespräch Fallbeispiel 1

3.1 Das HAPA-Modell in Bezug auf das Fallbeispiel

Frau Müller ist nach dem HAPA-Modell in der Motivationsphase einzuordnen, da sie
mit ihrer Figur nicht mehr zufrieden ist, Gewicht reduzieren möchte, jedoch noch nicht
weiß wie sie am besten vorgehen soll. In der Intentionsphase ist es für Frau Müller von
großer Bedeutung eine dauerhafte Motivation zu erlangen um ein Gelingen der gewünschten Verhaltensänderung zu erreichen. Dies geschieht nur indem der Berater die
wahren Motive für die Verhaltensänderung herausfindet. Frau Müller sollte 80% des
Redeanteils haben, der Berater 20% um mit offenen Fragen das Gespräch am Laufen zu
halten. Frau Müller sollte die genannten Beweggründe hinterfragen um sie bewerten zu
können und gleichzeitig eine emotionale Bindung zum gewünschten Ziel aufzubauen.
Wie schon genannt spielen die wahren Beweggründe eine wichtige Rolle. Der Berater
sollte es schaffen das Problembewusstsein der Kundin zu verstärken, indem Frau Müller
für sich selber zum Beispiel Vor- und Nachteile der aktuellen Situation heraussucht,
durch diese dann die Kosten und Nutzen abgewogen werden sollten. Werden störende
Bedingungen wie in diesem Fall die Familie als eine Barriere angesehen, oder sind diese
in ihren Augen überwindbar? Diese Entscheidung wird durch die Selbstwirksamkeitserwartung von Frau Müller mitbestimmt. Auch ein Ziel sollte die Unterstützung der

Intentionsbildung sein. Frühere sportliche Betätigung sollte Frau Müller als eine Ressource nutzen, ihr Vorhaben in die Tat umzusetzen. Zuletzt sollte in der Motivationsphase auch ein Ziel erarbeitet werden. Hierzu stellt zum einen die soziale Unterstützung durch die Familie/Freunde von Frau Müller ein wichtiger Aspekt, zum anderen sollte ein konkretes, messbares, attraktives, realistisches und terminiertes Ziel formuliert werden. Ist Frau Müller sich bewusst was sie genau ändern möchte und was sich dadurch für sie verändert kann die Intentionsphase mit festsetzen des Ziels abgeschlossen werden. Frau Müller hat in diesem Moment den Rubikon erreicht und überschreitet ihn mit der Ausarbeitung eines Handlungsplanes und ihrer ersten Änderung, zum Beispiel durch eine Nahrungsumstellung.

3.2 Die Rolle des Beraters

Um die Rolle des Beraters richtig auszuführen ist es von großer Bedeutung dabei eine personenzentrierte Haltung einzunehmen. D.h. nicht für Klienten arbeiten, sondern mit ihnen. Der Berater unterstützt den Klienten über Information, Beratung und Handlungsunterstützung in dem Entscheidungsprozess sein Verhalten zu ändern. Es sollte darauf geachtet werden, dass der Kunde mögliche Optionen, die sein Verhalten ändern, selber findet. Der Berater wird gleichzeitig zum Begleiter, der Bedingungen schafft, die dem Klienten eine optimale Zielerreichung ermöglichen. Hilfe zur Selbsthilfe steht im Mittelpunkt. Der Klient soll selbst den richtigen Weg zu seinem gewünschten Verhalten und seinem Gesundheitsziel finden.

3.2.1   Die ersten Schritte der gesundheitspsychologischen Beratung

Bei einer gesundheitspsychologischen Beratung ist die Begrüßung entscheidend, da der Interessent in ein ihm völlig unbekannten Bereich eintritt. Eine wichtige Rolle spielt hier der erste Eindruck, der nicht erst durch das persönliche Aufeinandertreffen beeinflusst wird, sondern durch eine gute Vorbereitung eingestellt wird. Zur Vorbereitung gehört einmal ein passendes Terminmanagement (organisatorische Vorbereitung). Unterlagen und Materialien die in der Beratung benötigt werden, werden bereitgelegt. Des weiteren sollte der Berater sich mit allen vorhandenen Informationen über den Interessenten vertraut gemacht haben, um sich auf das Beratungsgespräch einzustellen. Auch die Einstellung, mit der man in das Gespräch geht, spielt eine zentrale Rolle (mentale Vorbereitung). Fühlt man sich in seiner Rolle wohl und ist dabei überzeugt? Hat man Spaß dabei, mit dem Kunden zu arbeiten, ihm zu helfen? Kann man auf die individuellen Klienten eingehen? Denn nur durch eine innere Sicherheit wird beim Interessenten guter Eindruck hinterlassen. Im Gespräch ist der Berater, der Einzige, der in diesem Moment greifbar ist. Aufgrund dessen sollte auch auf ein gepflegtes äußeres Erscheinungsbild geachtet werden. Blickkontakt, Freundlichkeit und eine persönliche Anrede wirkt sich ebenfalls positiv auf die Beziehungsebene aus. In der Beziehungsebene ist es das Ziel eine vertraute Atmosphäre zu schaffen. Es sollten Fragen gestellt werden, um rauszufinden welche Einstellung und Erfahrung der Klient besitzt. Verbale als auch nonverbale Kommunikation sind entscheidend für den positiven Beziehungsaufbau. Um zusätzlich Sympathie zu erarbeiten, hat der Berater die Möglichkeit z. B. die Körperhaltung, die Mimik oder die Lautstärke des Gegenübers zu spiegeln, was sich positiv auf den Kunden auswirkt. Die Haltung des Beraters sollte sich unterstützend zeigen. Er sollte sich beispielsweise in die Gedanken und Gefühle des Kunden hineinversetzen können, ihn wertschätzen sowie den größten Redeanteil dem Kunden überlassen. Diese Haltung fördert die Bereitschaft zur aktiven Mitarbeit des Klienten und ist somit die Basis für gesundheitsfördernde Maßnahmen.

3.3 Das Beratungsgespräch

3.3.1 Eingesetzte Werkzeuge und methodische Vorgehensweise

Die Werkzeuge eines Beratungsgesprächs kann man wie folgt in fünf Abschnitte gliedern: Angefangen mit den offenen Fragen, um den Kunden zum Erzählen zu bringen und dadurch seine Motive rauszufinden. Ein Beispiel hier wäre die Frage: „Was wollen Sie konkret ändern und warum?".

Dann geht es weiter mit der Information/Aufklärung, durch die ein Bewusstsein für das Problem geschaffen wird. Hier können Vor- und Nachteile des aktuellen Verhaltens durch den Kunden genannt werden.

Weiter geht es mit der Kosten-Nutzen-Waage oder dem Vier-Felder-Schema als Werkzeug damit der Kunde abwägen kann welche Folgen die Beibehaltung zum Vergleich der Veränderung besitzt. Als Alternative kann man auch eine Tabellenform wählen.

Um die Intentionsbildung weiter zu unterstützen ist es von Vorteil Ressourcen zu nutzen, indem man frühere Erfolge mit einbezieht. Man sollte darauf eingehen welche Dinge früher bereits schon erreicht wurden beziehungsweise auch mit welchen Hilfsmitteln gearbeitet wurde.

Zu guter Letzt zur Zielerarbeitung. Das Werkzeug hier vor allem die soziale Unterstützung und die richtige Zielformulierung. Methodische Vorgehensweise hier ist zum Beispiel nach der „SMART"-Formel zu arbeiten und danach zu schauen, dass der Kunde soziale Unterstützung durch sein privates Umfeld bekommt oder in Gruppen integriert wird.

3.3.2 Gesprächsverlauf

Berater: „Hallo Frau Müller, schön das sie heute bei uns sind. Erzählen Sie doch mal, was führt Sie zu uns?"

Frau Müller: „Ja, wo fang ich den am besten an... ich fühle mich in letzter Zeit, nicht mehr wohl mit meiner derzeitigen Figur. Ich weiß, dass ich etwas tun muss nur finde ich leider die Zeit nicht dazu, oder weiß auch nicht so recht wie ich den am besten anfangen soll."

Berater: „Frau Müller, das ist meistens ganz normal, deshalb sind sie ja jetzt hier damit wir gemeinsam eine Lösung für Ihr Problem finden können. Was stört sie denn genau an ihrer aktuellen Figur?

Frau Müller: „Ich finde mich zu dick. Wissen Sie, es ist nicht so dass ich die Schuld jemanden anderem gebe. Ich habe vor sieben Jahren mein erstes Kind bekommen, drei Jahre später dann mein zweites. Nach den Kindern ist es ja klar, dass man dicker wird, wenn man sich nicht mehr sportlich betätigt. In den letzten Jahren war einfach meine Familie an erster Stelle".

Berater: „Das sind doch schon mal ein paar Informationen mit denen wir arbeiten können. Wie hat sich denn ihr Verhalten verändert seitdem sie die Kinder haben? Sie sagten, wenn man sich nicht mehr sportlich betätigt? Was haben Sie den früher gemacht? Beziehungsweise wie sieht ihr Alltag heute mit den Kindern aus?"

Frau Müller: „Naja, ich habe einfach plötzlich aufgehört mit allem, ich habe regelmäßig verschiedene Dinge gemacht. Dann hatte ich plötzlich keine Zeit mehr. Ich habe nicht mehr regelmäßig gegessen, weil es meistens schnell gehen musste dann auch nicht gerade die gesündesten Dinge. Mein Alltag, ich bin Sekretärin in Teilzeit. Wenn ich nach Hause komme, verbringe ich den Rest vom Tag mit der Unterhaltung der Kinder".

Berater: „Ok, verstehe. Das ist natürlich sehr schön für die Kinder, wenn sie viel Zeit mit den Eltern verbringen können und immer etwas unternommen wird. Was wollen Sie denn genau verändern? Und wie sieht es mit dem Thema Ernährung aus, wissen Sie worauf bei einer ausgewogenen Ernährung geachtet werden muss und wie man diese dann auch umsetzt?

Frau Müller: „Ja, ich liebe die zwei sehr. Für mich wäre es einfach am besten, wenn ich wieder alles unter einen Hut bringen könnte. Ich muss an meiner Figur arbeiten, damit wir dann mit den Kindern weiterhin viel unternehmen können. Mit dem jetzigen Gewicht komme ich nämlich schnell aus der Puste. Natürlich will ich auch präventiv etwas für Alter machen, damit ich später nicht noch mehr Probleme habe. Mit der Ernährung kann ich viel anfangen, ich habe mich lange darüber informiert und auch früher darauf geachtet".

Berater: „Das ist schon mal eine sehr gute Grundlage. Was verändert sich denn für Sie, wenn Sie ihr Ziel erreichen?"

Frau Müller: „Ich muss mir um das Altern keine Gedanken mehr machen, zudem können wir mehr mit den Kindern unternehmen. Aber auch ich werde mich wieder wohlfühlen in meiner Haut".

Berater: „Haben Sie schon Ideen, wie Sie den ersten Schritt in die richtige Richtung machen können?"

Frau Müller: „Nun ja, ich habe mir überlegt mich wieder in einem Fitnessstudio anzumelden, oder jetzt im Sommer wieder mit dem Fahrrad zum Geschäft fahren um ein paar Kilos zu verlieren. Natürlich muss ich auch meine Ernährung umstellen. Nur wird es schwer die Zeit dafür zu finden".

Berater: „Frau Müller, dass mit dem Fahrrad ist eine gute Idee, die Sie auch leicht umsetzen können. Haben Sie denn schon mal davon gehört, dass die meisten Fitnessanlagen heutzutage eine Kinderbetreuung haben, wäre das nicht etwas für Sie? Es gibt auch genügend Angebote an Kochkursen, die man mit der ganzen Familie machen kann. Davon hätten Sie einen Einblick, wie Sie das Kochen mit den Kindern kombinieren können. Die Kinder haben dabei höchstwahrscheinlich auch ihren Spaß. Wie sieht es mit Ihrem Mann aus, unterstützt er Sie bei Ihrem vorhaben?"

Frau Müller: „Davon habe ich noch nie gehört, dass wäre die ideale Lösung für mich um den ersten Schritt in die richtige Richtung zu machen! Mein Mann findet meine Entscheidung gut, er freut sich, wenn ich mich wieder richtig wohl fühle in meiner Haut. Er arbeitet sehr viel und kommt meistens gegen Abend nach Hause, deshalb verbringe ich tagsüber viel Zeit mit den Kindern, aber diese Betreuung wäre perfekt für mich!"

Berater: „Es freut mich sehr, dass wir gemeinsam einen Weg für Ihr Problem finden konnten. Ich werde Ihnen eine Liste von Fitnessstudios mitgeben, die eine Betreuung anbieten, von denen Sie sich dann ein Bild machen können. Nun sollten wir ein konkretes Teilziel festlegen, auf diesem wir dann aufbauen werden. Was denken Sie, wäre das erste Ziel auf Ihrem Weg?"

Frau Müller: „Ich denke, dass es erstmals wichtig sein wird mich in einem Fitnessstudio anzumelden, welches mir und den Kindern gefällt. Danach sollten wir uns bei einem Kochkurs anmelden".

Berater: „Sehr schön Frau Müller, dann halten wir uns dieses Ziel fest. Bis zu welchem Datum wollen Sie sich im Fitnessstudio angemeldet und den passenden Kochkurs für sich gebucht haben?"

Frau Müller: „Ich denke zwei Wochen sind eine gute Zeitspanne."

Berater: „Sehr gut. Dann würde ich sagen, machen wir noch einen neuen Termin aus für in zwei Wochen."

… Beim neuen Termin nach zwei Wochen:

Berater: „Erzählen Sie doch mal Frau Müller, wie ist es Ihnen bei der Suche ergangen und haben Sie auch etwas Passendes für sich und die Familie gefunden?"

Frau Müller: „Ich habe mich direkt nach unserem letzten Gespräch auf die Suche nach einem Fitnessstudio gemacht und auch gleich für den Tag darauf einen Termin für ein Probetraining bekommen. Dort hat es mir und den Kindern so super gefallen, dass ich direkt eine Mitgliedschaft unterschrieben habe. Alle Trainer sind sehr kompetent. Von den Betreuern sind die Kinder echt begeistert! Mein Mann überlegt jetzt auch schon, sich bei mir im Studio anzumelden. Dann können wir gemeinsam trainieren gehen, was natürlich noch motivierender ist. Den Kochkurs haben wir in zwei Tagen und lassen uns mal überraschen. Ich bin sehr dankbar für Ihre Unterstützung."

Berater: „Das freut mich zu hören Frau Müller! Das stimmt, wenn Ihr Mann auch mit ins Fitnessstudio geht kann man sich gegenseitig gut motivieren".

[…]

4   Literaturverzeichnis

Blum, C. & Sting, S. (2003). *Soziale Arbeit in der Suchtprävention: Soziale Arbeit im Gesundheitswesen.* München: Reinhardt.

Bundesministerium für Gesundheit. (Hrsg.). (2017). *Sucht und Drogen.* Zugriff am 10.04.2018.Verfügbar unter https://www.bundesgesundheitsministerium.de/themen/praevention/gesundheitsgefah ren/sucht-und-drogen/#c3580

Gross, W. (2016). *Was Sie schon immer über Sucht wissen wollten.* Berlin: Springer

Hüttemann M., Schmid H. & Rösch C. (2010): Das Paradigma der evidenzbasierten Praxis in der Suchtprävention. *Suchtmagazin.* 1/10, 5-12.

IFT. (2017). Anteil der Hauptdiagnosen in ambulanter und stationären Suchthilfeein-richtungen in Deutschland im Jahr 2016. Zitiert nach de.statista.com. Zugriff am 05.04.2018.   Verfügbar   unter https://de.statista.com/statistik/daten/studie/255740/umfrage/verteilung-der-hauptdiagnosen-in-suchthilfeeinrichtungen/

Kalapatapu, R. K. (2010). Psychotherapeutic treatment of alcohol use disorders in geri-atrics. *Annals of the American Psychotherapy Association, 13*(2), 54-61.

Liberto, J. G., & Oslin, D. W. (1995). Early versus late onset of alcoholism in the elder-ly. *International journal of the addictions, 30*(13-14), 1799-1818.

Schwarzer, R. (1998). Self-Science: Das Trainingsprogramm zur Selbstführung von Lehrern. *Unterrichtswissenschaft, 26,* 158-172.

Wolter, D.K. (2015). *Alterspsychotherapie und klinische Gerontopsychologie.* Berlin: Springer. Zitiert nach: Geyer, D. (2012). Entwöhnungsbehandlung bei älteren Alko-holabhängigen. *Psychotherapie im Alter, 2*(9).

5   Abbildungs- und Tabellenverzeichnis

5.1   Abbildungsverzeichnis

5.2   Tabellenverzeichnis

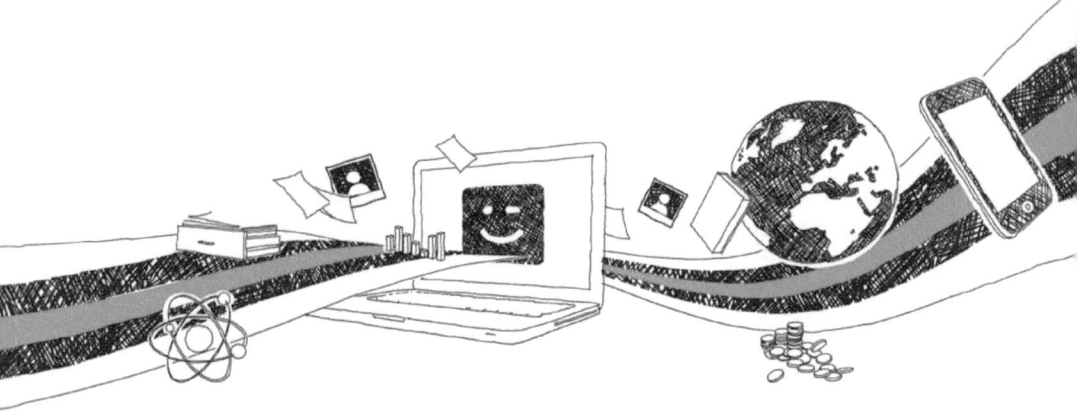
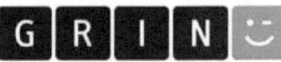